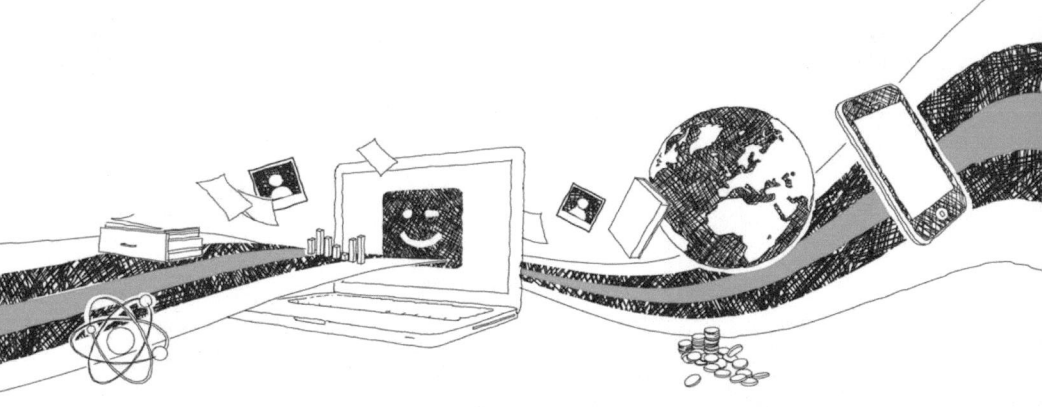
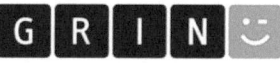

Bibliografische Information der Deutschen Nationalbibliothek:

Die Deutsche Bibliothek verzeichnet diese Publikation in der Deutschen National-
bibliografie; detaillierte bibliografische Daten sind im Internet über http://dnb.d-
nb.de/ abrufbar.

Impressum:

Copyright © 2015 GRIN Verlag, Open Publishing GmbH
Druck und Bindung: Books on Demand GmbH, Norderstedt Germany
ISBN: 9783668522251

Dieses Buch bei GRIN:

http://www.grin.com/de/e-book/374276/assessmentinstrumente-im-case-manage-
ment

Sarah Sander

Assessmentinstrumente im Case-Management

GRIN Verlag

GRIN - Your knowledge has value

Der GRIN Verlag publiziert seit 1998 wissenschaftliche Arbeiten von Studenten, Hochschullehrern und anderen Akademikern als eBook und gedrucktes Buch. Die Verlagswebsite www.grin.com ist die ideale Plattform zur Veröffentlichung von Hausarbeiten, Abschlussarbeiten, wissenschaftlichen Aufsätzen, Dissertationen und Fachbüchern.

Ausarbeitung zum Referat

Assessmentinstrumente im Case Management

gehalten am 11. Januar 2015

Verfasserin: Sarah Sander

Inhaltsverzeichnis

1. Einleitung

Eine unzureichend geplante Entlassung aus dem Krankenhaus kann schwerwiegende gesundheitliche Folgen für die Betroffenen haben. Der Übergang vom stationären in den ambulanten Bereich erweist sich häufig als problematisch, da Versorgungsbrüche entstehen können (von Reibnitz & Sonntag 2012, S. 5). Aus diesem Grund ist das Case Management mit seinem „interdisziplinären Entlassungsmanagement" (ebd., S. 6) unabdinglich. Case ManagerInnen haben den Auftrag Versorgungslücken zu vermeiden und den individuellen Unterstützungsbedarf während und nach dem Krankenhausaufenthalt zu ermitteln. Für diesen Prozess ist ein Assessmentinstrument notwendig, mit dessen Hilfe sich Probleme, Ressourcen, Risiken und letztendlich auch der Versorgungsbedarf einer Person erschließen lassen (ebd., S. 27).

In der folgenden Ausarbeitung werden neben der Beschreibung ausgewählter Pflegeassessments auch deren Nutzen und Grenzen im Case Management beleuchtet.

1.1 Definition Pflegeassessment

Bei einem Pflegeassessment handelt es sich laut Definition von Reuschenbach um ein Instrument zur „Einschätzung pflegerischer Phänomene und Konzepte. Hierzu zählt auch die Nutzung strukturierter Einschätzungs-, Beobachtungs- und Abklärungsinstrumente (Fragebögen, Skalen, Tests, Interview-Leitfäden)." (Reuschenbach 2011, S. 31) Bartholomeyczik präzisiert den Begriff als ein Instrument zur „Einschätzung der Pflegebedürftigkeit" (Bartholomeyczik & Halek 2004, S. 9), wobei sie auf eine enorme Vielzahl an Dokumenten dieser Art hinweist (ebd.).

1.2 Assessment als ein Element des Case Managements

Das Case Management geht über das Entlassungsmanagement hinaus. Es beinhaltet sieben zentrale Aufgaben. Anfangs erfolgt eine Auswahl der/des

PatientIn je nach Versorgungsbedarf. Daraufhin wird mittels Anwendung eines Assessments eine Versorgungsbedarfserhebung durchgeführt, woran sich die interdisziplinäre Entwicklung des Versorgungsplans anschließt. In der vierten Phase wird der Versorgungsplan implementiert, wobei dieser während des fünften Arbeitsschrittes kontrolliert wird (Monitoring). Es folgt eine erneute Ermittlung des Versorgungsbedarfs, woran sich die Abschlussevaluation anschließt, in der überprüft wird, ob das Versorgungsziel erreicht wurde (von Reibnitz & Sonntag 2012, S. 26).

Die Anwendung eines Assessmentinstruments zählt „zu den wichtigsten Aufgaben im Case Management." (ebd.) Dank einer solchen Einschätzung kann der jeweilige Hilfebedarf der/des PatientIn ermittelt werden. Vorhandene Ressourcen aber auch zu kompensierende Versorgungsprobleme gelangen in den Fokus und können genutzt bzw. angegangen werden. Mit Hilfe eines oder auch mehrerer Assessments kann ein individueller Versorgungsplan erstellt werden (ebd., S. 28).

1.3 Notwendigkeit von Assessmentinstrumenten

Um eine unnötige Belastung der poststationären PatientInnen und deren Angehörigen zu vermeiden und um einer erneuten Einweisung ins Krankenhaus vorzubeugen, hat das Deutsche Netzwerk für Qualitätsentwicklung in der Pflege einen Expertenstandard zum Entlassungsmanagement veröffentlicht. Ziel dieses Standards ist „dem Entstehen von Versorgungsbrüchen bei der Patientenentlassung durch eine gezielte Vorbereitung von Patienten und Angehörigen sowie durch einen besseren Informationsaustausch zwischen den am Entlassungsprozess Beteiligten entgegenzuwirken." (DNQP 2009, S. 7)
Der Einsatz von Assessmentinstrumenten bietet hier den ersten Ansatzpunkt zur verbesserten Entlassungsplanung.
Gesetzliche Regelungen machen die Notwendigkeit von Assessments ebenso deutlich. Das Sozialgesetzbuch, das Bundesgesetzbuch und das Strafgesetzbuch verpflichten die Krankenhäuser zu einem bedarfsgerechten Entlassungsmanagement (von Reibnitz & Sonntag 2012, S. 9).

Assessmentinstrumente sind notwendig, um den individuellen Hilfebedarf zu ermitteln und eine zielgerichtete Prävention von gesundheitlichen Schäden zu ermöglichen (Schreier & Bartolomeyczik 2004, S. 75). Zudem erlauben sie eine Überprüfung der Wirksamkeit der geplanten Interventionen (Eggers et al. o. J., S. 4).

1.4 Anforderungen an Assessmentinstrumente

Der Einsatz von Assessmentinstumenten könnte sich problemstisch erweisen, wenn diese bestimmte Anforderungen nicht erfüllen. Immerhin ist es von großer Bedeutung, dass diese Einschätzungshilfen tatsächlich von Nutzen für die Betroffenen und das Pflegepersonal sind (Schimmelfeder & Hampel-Kalthoff 2009, S. 63). Zu diesem Zweck müssen sie in Hinblick auf „Validität, Reliabilität, Interrater-Reliabilität, Spezifität und Sensivität" (Schreier & Bartolomeyczik 2004, S. 75) wissenschaftlich geprüft sein. Neben diesen Gütekriterien sind jedoch auch die Anwendbarkeit, der Kostenfaktor und der personelle sowie zeitliche Aufwand von Relevanz (ebd.).

2. Beispiele ausgewählter Assessmentinstrumente

Im Folgenden werden drei Assessmentinstrumente vorgestellt, die sich für das Case Management eignen. Es wurden bewusst Instrumente gewählt, die sich im Umfang und hinsichtlich ihres Schwerpunktes voneinander unterscheiden, um die Variabilität der Assessments deutlich zu machen.

2.1 Brass-Index

Der Brass-Index (Blaylock-Risk-Assessment-Screening-Score) wurde im Jahr 1992 von Ann Blaylock und Carolyn Cason in den USA entwickelt und dient als Instrument zur Einschätzung des Hilfebedarfs von PatientInnen.

Bei der Entwicklung dieses Assessments „ging [es] in erster Linie darum, Patientinnen und Patienten zu identifizieren, die ein erhöhtes Risiko für einen verlängerten Krankenhausaufenthalt aufweisen und die folglich ein umfassendes Entlassungsmanagement benötigen." (Gallaun 2010, S. 50)

Zur Einschätzung des Versorgungsbedarfs stehen zehn Items zur Verfügung, denen jeweils mehrere Antwortmöglichkeiten zugeordnet sind. Jede Antwort ist mit einer bestimmten Punktzahl versehen, die am Ende durch Addition einen Wert ergibt, der entweder ein Entlassungsmanagment erfordert oder nicht. Bei einem Ergebnis von zehn oder mehr Punkten wird die/der PatientIn eiener/einem EntlassungsmanagerIn gemeldet. Des Weiteren deutet ein Ergebnis von 11 bis 19 Punkten auf ein Risiko für eine ausgedehnte Entlassungsplanung hin. Bei einem Wert über 20 Punkten besteht ein Risiko für eine Unterbringung in einer Pflegeeinrichtung (Bach-Ludwig 2014, S. 6). Die Items berücksichtigen neben der Erhebung von Alter, Lebenssituation, Verhaltensmuster und Mobilität auch kognitive Fähigkeiten und sensorische Defizite. Zudem wird ermittelt, inwieweit die/der Betroffene Hilfe bei der Verrichtung der Aktivitäten des täglichen Lebens (Nahrungszubereitung und -aufnahme, Mobilität, Kontinenz, Medikamenteneinnahme, Umgang mit Finanzen, Einkäufe und Benutzung von öffentlichen Verkehrsmitteln) Hilfe benötigt. Mit einkalkuliert werden zuletzt die Anzahl der vorhergehenden Krankenhausaufenthalte, die medizinischen Diagnosen und die Anzahl der benötigten Medikamente.

2.2 RAI

Das Resident Assessment Instrument (RAI) ist ein für die stationäre und ambulante Langzeitpflege ausgerichtetes Erhebungsmittel, welches die Bedürfnisse, Ressourcen und Potentiale von pflege- und hilfebedürftigen alten Menschen erfasst (Brandenburg 2004, S. 69). Es wurde in Zusammenarbeit mit Pflegenden und einem interdisziplinären Forscherteam entwickelt. Mittlerweile wird das umfangreiche Assessment in Amerika in 17000 Pflegeeinrichtungen genutzt und auch in Europa immer häufiger eingesetzt.
Bestandteile sind das MDS (Minimum Data Set), die Risikoerkennungstafel und die RAP (Resident Assessment Protocols) (ebd., S. 74).
Das MDA beinhaltet 300 Items, die eine strukturierte Datensammlung ermöglichen. Diese werden in Zusammenarbeit mit einer zuständigen Person des Pflegeteams, der/dem PatientIn und den Angehörigen beantwortet und in

regelmäßigen Abständen (viertel- bzw. halbjährlich) überprüft (Initiative zur Förderung des Resident Assessment Instrument 2014, S.1). Die Teilbereiche des MDS erfassen kognitive und kommunikative Fähigkeiten, Hör- und Sehvermögen, Stimmungslage und Verhalten, psychosoziales Wohlbefinden, körperliche Funktionsfähigkeit, Kontinenz, Krankheitsdiagnosen, Gesundheits- und Ernährungszustand, Mund- und Zahnstatus, Hautzustand, Beschäftigungsmuster, Medikation, spezielle Behandlung, Entlassungspotential und den Gesamtzustand der pflegebedürftigen Person (Wingenfeld & Büscher 2011, S. 198). Mit dieser Erhebung ist eine Datenbasis für die weitere Pflegeplanung der/des Betroffenen geschaffen.

Um potentielle Problembereiche zu identifizieren, wird ein Alarmzeichensystem genutzt. „Für jeden Problembereich existiert ein sog. RAP." (Initiative zur Förderung des Resident Assessment Instrument 2014, S.1) Diese so genannten Abklärungshilfen sind wiederum einzelne Formulare, die Hinweise auf den Unterstützungsbedarf geben. Es können beispielsweise mögliche Ursachen für ein Problem identifiziert werden und „die erfassten Informationen auf ihre Relevanz für Interventionen überprüft werden." (Wingenfeld & Büscher 2011, S. 197) In den Fokus genommene Problembereiche sind beispielsweise kognitive Beeinträchtigung, Demenz, Stürze, Soden, Druckgeschwüre etc. (Brandenburg 2004, S. 75).

2.3 WWS

Der WWS (Würzburger Wundscore) ist ein Selbsteinschätzungsinstrument, mit dem die Lebensqualität von Menschen mit Ulcus cruris venosum gemessen wird. Mit insgesamt 19 Fragen können Betroffene Angaben bezogen auf ihre Wunde machen (Schimmelfelder & Hampel-Kalthoff 2009, S. 62).

Die Items beziehen sich auf Schmerzen, Einschränkungen, psychisches Befinden, Ängste, benötigte Hilfsmittel und den täglichen Zeitaufwand zur Versorgung der Wunde (Spech 2003, S. 23). Die/ der PatientIn hat die Möglichkeit zwischen den Bewertungen „nicht", „wenig", „mäßig", „ziemlich" und „sehr" zu wählen. Jeder Antwort ist eine Punktzahl zugeordnet, mit deren Addition die Lebensqualität

eingeschätzt werden kann (Schimmelfelder & Hampel-Kalthoff 2009, S. 62).
Dieses Assessment ermöglicht eine Identifikation der Ursachen, die einen
negativen Einfluss auf das Wohlbefinden der/des Betroffenen haben. Eine erneute
Befragung kann eine Tendenz zur Verbesserung oder Verschlechterung der
Lebensqualität aufzeigen.

3. Möglichkeiten und Grenzen von Assessmentinstrumenten

Assessmentinstrumente können auf vielfache Art und Weise nützlich sein. Sie
ermöglichen eine Einschätzung des Hilfebedarfs einer/eines PatientIn, können für
die Personalplanung hilfreich sein oder sich im Bereich der Forschung dienlich
erweisen (Bartholomeyczek & Halek 2004, S. 11).

Assessments können jedoch nur dann von Nutzen sein, wenn sie bestimmten
Anforderungen gerecht werden. Wenn sie unzureichend wissenschaftlich geprüft
sind und in Hinblick auf Validität, Reliabilität und Objektivität Mängel aufweisen,
sind sie zur Einschätzung der Pflegebedürftigkeit nicht geeignet. Eine ebenso
große Rolle spielen Faktoren wie Kosten, Zeitaufwand und Praktikabilität (vgl.
Schreier & Bartholomeyczek 2004, S. 75). Werden diese Punkte nicht
berücksichtigt, stoßen Assessmentinstrumente schnell an ihre Grenzen.

Standardisierte Instrumente beinhalten festgelegte Kategorien, von denen man
nicht abweichen kann. Das Problem ist, dass man „nie alle individuellen
Eventualitäten erfassen [kann]." (ebd., S. 18)

Die in Kapitel 2 vorgestellten Beurteilungsinstrumente wurden hinsichtlich ihrer
Möglichkeiten und Grenzen untersucht.

Der Brass-Index bietet eine hohe Validität und Interrater-Reliabilität. Er ist zudem
leicht anwendbar und ermöglicht, Risiken nach der Entlassung vorherzusagen
(Gallaun 2010, S. 51f.). Als problematisch erweist sich die Beantwortung einiger
Items des Erhebungsbogens. Fragen zu vorherigen Krankenhausaufenthalten oder
der medizinischen Diagnose können von einigen Befragten nicht adäquat
beantwortet werden. Außerdem ist eine Schulung und Einführungsphase
notwendig, um das Instrument korrekt nutzen zu können (ebd., S. 82).

Das Resident Assessment Instrument (RAI) ermöglicht eine umfassende, standardisierte Einschätzung der Pflegesituation, eine gezielt darauf abgestimmte Pflegeplanung und eine Evaluation der Interventionen (Brandenburg 2004, S. 69). Es ist jedoch auch kosten- und personalintensiv, zeitaufwändig und erfordert einen großen Schreibaufwand (ebd., S. 76f.). Zudem ist eine mehrtägige Schulung unerlässlich (Wingenfeld & Büscher 2011, S. 198).

Der Würzburger Wundscore macht eine Einschätzung der Lebensqualität aus Sicht der Betroffenen möglich und kann bei erneuter Anwendung eine Tendenz zur Verbesserung oder Verschlechterung der Situation aufzeigen (Schimmelfeder & Hampel-Kalthoff 2009, S. 62). Zu berücksichtigen bleibt jedoch, dass das alleinige Ausfüllen des Bogens nicht ausreicht, um die Lage der/des Betroffenen zu verbessern. Probleme müssen erkannt und ernst genommen werden, um geeignete Interventionen abzuleiten.

4. Fazit

Assessmentinstrumente sind ein wichtiger Bestandteil des Case Managements. Man darf jedoch nicht außer Acht lassen, dass sie nur einen Baustein von vielen für ein verbessertes Entlassungsmanagement darstellen. Die alleinige Anwendung eines Assessments führt noch nicht zu einer gelungenen Entlassungsplanung. Hierfür ist ein Prozess von insgesamt sieben Arbeitsschritten notwendig (vgl. von Reibnitz & Sonntag 2012, S. 26ff.)

In Kapitel 3 wird deutlich, dass Probleme entstehen können, wenn Assessments bestimmten Anforderungen nicht gerecht werden. Die wissenschaftliche Überprüfung hinsichtlich der Güte solcher Instrumente ist eine wichtige Voraussetzung für den Einsatz in der Praxis (Schreier & Bartolomeyczik 2004, S. 75). Ebenso relevant sind Schulungsmaßnahmen und eine Einführungsphase, damit Pflegende die korrekte Anwendung der Assessments erlernen (Wingenfeld & Büscher 2011, S. 198).

Sind diese Bedingungen erfüllt, ergeben sich viele Möglichkeiten. Zum einen lässt sich die Identifizierung von Problemen und Ressourcen einer/eines PatientIn realisieren. Außerdem sind Assessments hilfreich bei der Entscheidungsfindung für pflegerische Interventionen. Einschätzungsinstrumente strukturieren den Pflegeprozess und führen letztendlich zu einer Qualitätszunahme im Bereich des Entlassungsmanagements (vgl. Reuschenbach 2011, S. 49f.).

Die vorgestellten Instrumente haben mit Sicherheit ihre Grenzen, wobei die Chancen für das Case Management zu überwiegen scheinen.

Das Resident Assessment Instrument hat sich bereits in den USA und in Teilen Europas erfolgreich etabliert. Dies gelingt vor allem durch die Zusammenarbeit in einem multiprofessionellen Team und die Berücksichtigung der individuellen Bedürfnisse der PatientInnen (Brandenburg 2004, S. 69).

Ebenso vielversprechend ist der Brass-Index, der sich bei der Untersuchung von Gallaun als geeignetes Instrument zur Hilfebedarfserhebung herausstellte (Gallaun 2010, S. 51f.).

Der Würzburger Wundscore hebt als Selbsteinschätzungsinstrument die Problematik der Fremdeinschätzung auf und liefert subjektive Angaben zur Lebensqualität mit einer chronischen Wunde (Schimmelfeder & Hampel-Kalthoff 2009, S. 62).

Abschließend kann behauptet werden, dass es nicht das eine ideale Assessmentinstrument gibt. Entscheidend ist, dass Pflegende das richtige Assessment auswählen. Und dies sollte immer unter Berücksichtigung der wissenschaftlichen Güte des Instruments und der jeweiligen individuellen Bedürfnisse der/des Pflegebedürftigen geschehen.

5. Quellenverzeichnis

- Bartolomeyczik, S. & Halek, M. (Hrsg.) (2004): Assessmentinstrumente in der Pflege. Möglichkeiten und Grenzen. Hannover: Schlütersche.
- Brandenburg, H. (2004): Das Resident Assessment Instrument (RAI). Eine Chance für die Pflege in Deutschland. In: Bartholomeyczek, S. & Halek, M.: Assessmentinstrumente in der Pflege. Möglichkeiten und Grenzen. Hannover: Schlütersche. S. 69-86.
- DNQP (Deutsches Netzwerk für Qualitätsentwicklung in der Pflege) (Hrsg.) (2009): Auszug aus der abschließenden Veröffentlichung. Expertenstandard Entlassungsmanagement in der Pflege. Verfügbar unter: http://www.dnqp.de/fileadmin/users/774/upload/ExpertenstandardEntlassu ngsmanagement_Akt.pdf [22.12.2014].
- Eggers, S.; Römer-Kirchner, A. & Schmidt, R. (o. J.): Vom Assessment zum Hilfeplan. Case Management und Pflegebudget. Verfügbar unter: http://www.fh-erfurt.de/soz/fileadmin/SO/Dokumente/Lehrende/Schmidt_Roland_Prof_ Dr/Publikationen/Assessment_und_Hilfeplan.pdf [18.12.2014].
- Gallaun, Hanna (2010): Die Notwendigkeit einer Implementierung des BRASS-Index als Teil des Entlassungsmanagements. Masterarbeit. Graz: Medizinische Universität Graz.
- Initiative zur Förderung des Resident Assessment Instrument (RAI) (Hrsg.) (2014): Was ist RAI? Verfügbar unter: http://www.rai-info.de/rai-kurzdarstellung.php [22.12.2014].
- Reuschenbach, B. (2011): Definition und Abgrenzung des Pflegeassessments. In: Reuschenbach, B. & Mahler, C. (Hrsg.): Pflegebezogene Asessmentinstrumente. Internationales Handbuch für Pflegeforschung und -praxis. Bern: Hans Huber. 1. Auflage. S. 27-47.
- Reuschenbach, B. (2011): Relevanz von Assessmentinstrumenten. In: Reuschenbach, B. & Mahler, C. (Hrsg.): Pflegebezogene Asessmentinstrumente. Internationales Handbuch für Pflegeforschung und -praxis. Bern: Hans Huber. 1. Auflage. S. 47-57.

- Schimmelfeder, F. & Hampel-Kalthoff, C. (2009): Methoden der Umsetzung von Case Management. Assessmentinverfahren. In: von Reibnitz, Dr. C.: Case Management: praktisch und effizient. Heidelberg: Springer. S. 53-64.

- Schreier, M. & Bartolomeyczik S. (Hrsg.) (2004): Mangelernährung bei alten und pflegebedürftigen Menschen. Ursachen und Prävention aus pflegerischer Perspektive. Review/ Literatruanalyse. Hannover: Schlütersche.

- Spech, E. (2003): Lebensqualität bei Patienten mit chronisch venösen und arteriellen Ulcera cruris. Dissertation. Würzburg: Medizinischen Fakultät der Bayerischen Julius-Maximilians-Universität zu Würzburg.

- von Reibnitz, Dr. C. & Sonntag, K. (2012): Praxisheft Case Management. Strukturierte Aufnahme und Entassung als pflegerische Aufgabe. Verfügbar unter: http://dbfk.de/pressemitteilungen/wPages/index.php?action=showArticle&article=DBfK-Praxisheft-Case-Management-des-DBfK-Nordost-erschienen.php [18.12.2014].

- Wingenfeld, K. & Büscher, A. (2011): Resident Assessment Instrument. In: Reuschenbach, B. & Mahler, C. (Hrsg.): Pflegebezogene Asessmentinstrumente. Internationales Handbuch für Pflegeforschung und -praxis. Bern: Hans Huber. 1. Auflage. S. 197-199.

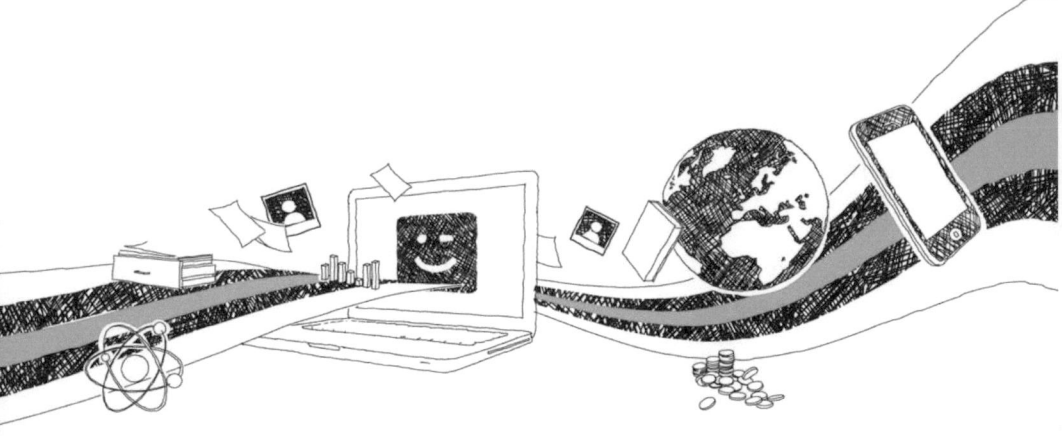
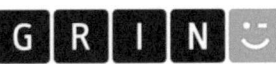